AF468643

OBSERVATIONS
SUR LE CHOLÉRA-MORBUS.

DES CAUSES PRÉSUMÉES DU CHOLÉRA.

Il ne paraît pas que, jusqu'ici, on ait encore pu déterminer la cause extrinsèque du Choléra : cependant, il y a tout à présumer que cette cause pourrait être attribuée, soit à des gaz méphitiques dont l'atmosphère serait imprégnée, soit à une altération dans le fluide électrique. Les observations suivantes peuvent fournir aux savans quelques motifs d'examiner jusqu'à quel point cette opinion, que je ne fais qu'indiquer, pourrait être vraie.

Ire Observation. Dans les lieux qui ont été fortement sous l'influence du Choléra, il n'est personne, parmi ceux mêmes qui ne furent pas atteints de la maladie, qui n'ait eu à se plaindre d'un malaise général, et surtout d'une gêne dans la respiration. La remarque suivante vient corroborer cette assertion : obligé d'aller deux ou trois fois par jour de Corny à Féy, j'ai eu lieu de remarquer que la respiration était beaucoup plus libre dans cette dernière commune que dans la première, quoique (faute de secours assez prompts, etc.) la mortalité y ait été beaucoup plus grande. Il y a plus ; à peu près à moitié chemin de ces deux communes, il existait un courant d'air tout différent de celui que l'on respirait dans le reste du trajet ; chaque fois que j'arrivais à cet endroit, quoique passant toujours à cheval et même rapidement, je sentais mes poumons se dilater, et j'éprouvais cette sensation agréable que l'on éprouve, lorsque d'un lieu infect où l'air est corrompu ou raréfié, on passe dans un lieu où l'on respire un air pur et vraiment vital.

IIe Observation. Sur le soir du 5 août, un orage éclate au-dessus de *Corny* ; le vent soufflait dans la direction de Féy, et deux jours après, cette commune est en proie à l'épidémie ; cependant l'air paraissait purifié à Corny, les oiseaux qui, depuis plus d'un mois, avaient entièrement abandonné le village et les jardins qui l'environnent, reparurent le 6 dès le matin, et voltigeant autour du clocher, semblaient célébrer un jour de fête ; tous les malades éprouvaient un mieux sensible, et aucun cas de Choléra ne se présenta ce jour-là, tandis que la veille, à partir du 4 au soir jusqu'au 5 à la même heure, on en avait compté vingt-deux ; la joie et l'espérance renaissaient dans tous les cœurs ; mais cette joie fut trop courte. Le lendemain et les jours suivans, la maladie reprit avec la même intensité (1). Ces

(1) De ces observations résulte la nécessité qu'il y aurait de trouver des moyens désinfectans. Le chlore fut employé

observations ne peuvent laisser aucun doute sur l'existence d'un agent délétère extérieur, soit une altération, un changement ou une diminution dans l'électricité, soit l'infection de l'air. Maintenant, faut-il attribuer le Choléra à un vice dans l'électricité, à la privation d'une portion de ce fluide? L'affinité que cette maladie présente avec l'asphyxie par le gaz carbonique, déterminée par la privation ou la diminution de l'air vital, ne semblerait-elle pas autoriser cette opinion? Dans le second cas, si c'est l'infection de l'air qui agit

---

dans ce but; mais il ne peut agir que dans un espace très-resserré. Dans beaucoup de communes, on a eu recours à des fumigations. On brûla dans beaucoup de villages toutes sortes de substances végétales, et surtout des plantes aromatiques; ce moyen me paraît plus nuisible qu'avantageux. On conçoit facilement qu'un feu clair, allumé sous une cheminée, est très-propre à renouveler l'air, parce que cet air, échauffé et dilaté, en se mettant en équilibre avec l'air extérieur, laisse dans son ascension un vide qui est remplacé par l'air souvent corrompu renfermé dans la chambre; mais il n'en est pas ainsi des feux allumés en plein air. Tout le monde sait, d'ailleurs, que lorsque l'on se trouve dans la direction du vent, au moment où on brûle du bois ou d'autres substances végétales, on ne manque pas d'en être incommodé, et que l'on éprouve souvent des migraines et quelquefois des indigestions occasionnées par l'introduction de l'acide-carbonique ou pyroligneux dans l'estomac, etc. Or, un moyen passible de ces inconvéniens ne me paraît pas très-sanitaire. Aussi, pendant deux jours que, contre mon gré, il a été employé à Corny, ai-je remarqué que les malades étaient beaucoup plus souffrans, et, d'après leur demande même, je me suis trouvé dans la nécessité de le faire cesser.

sur le système animal, il est à présumer qu'à l'instar de certains poisons, ces principes délétères exercent leur action sur les fluides, et principalement sur le sang qui, stupéfié et souvent visqueux, se concentre nécessairement vers le cœur, qui finit par ne pouvoir plus le repousser; de là le froid des extrémités, la cardialgie, l'oppression à la région précordiale, les crampes, l'altération ou décomposition générale de tout l'extérieur du corps, l'affaiblissement ou la cessation complète des pulsations artérielles; car tous ces symptômes ne sont et ne peuvent être considérés que comme des affections sympathiques; de là aussi l'inaction de l'estomac, lequel, compressé et tombé dans un état de torpeur, ne peut presque plus exercer aucune fonction, pas même celle de se débarrasser des alimens qu'il a reçus. Aussi, j'ai eu lieu de remarquer que, sur au moins neuf cents cholériques, je n'en ai vu aucun dont les déjections continssent la moindre portion de substance alimentaire, mais une matière jaune, verte, bien plus souvent, et presque toujours, une matière claire, grisâtre et ardoisée. La peur et la présence des vers dans l'estomac et les intestins, peuvent aussi être considérées comme causes occasionnelles. La peur, en exerçant sur le moral une influence toujours funeste, réagit nécessairement sur le physique, trouble les digestions, dérange et altère le sang, suspend et affaiblit toutes les fonctions de l'économie animale, prédispose infailliblement au Choléra, et occasionne souvent la mort de ceux qui en sont atteints.

Les faits suivans et d'autres que je pourrais citer, ne peuvent laisser aucun doute à cet égard.

1er *Cas.* Le 4 août, une femme, âgée de 30 ans, est atteinte du Choléra. Le 7, elle commençait à entrer en convalescence, et ce même jour, je venais de la quitter à 11 heures du soir ; je l'avais laissée dans une situation très-satisfaisante. A peine étais-je sorti de la maison, que des personnes qui l'entouraient se mettent à parler de morts tragiques ; l'imagination de cette femme se trouble, et tout-à-coup elle se trouve extrêmement mal; à 11 heures et demie, on vint me chercher chez d'autres malades; il était trop tard, et peut-être serais-je arrivé inutilement plus tôt : jetée sur son côté droit, et la tête penchée à bas de son oreiller, cette femme était sans mouvement, une sueur froide et visqueuse couvrait tout son corps, et des glaires fluaient avec abondance de sa bouche. On prie un jeune homme qui passait dans la rue, de venir aider à la soulever sur ses oreillers; mais, saisi de frayeur, il ne put rester une minute, et à peine sorti de la maison, la Cholérine s'empare de lui. Quant à la malheureuse femme, tous les secours deviennent inutiles; elle avait cessé de vivre un quart-d'heure après.

2e *Cas.* Le 8 août, vers deux heures après-midi, une autre femme, âgée de 33 ans, atteinte depuis deux jours, et entrant en convalescence, voit de son lit un individu apporter une citation à son mari; celui-ci sort avec humeur de la maison : cette femme se trouble, et nonobstant tous les secours possibles, elle expire après quelques minutes, avec les mêmes symptômes, dans la même attitude et absolument de la même manière que la première.

3e *Cas*. Le 25 août, une fille, âgée de 42 ans, déjà en pleine convalescence, voyant que je n'étais pas venu la voir ce jour-là, parce que, accablé d'autres malades qui exigeaient impérieusement mes soins, je pensais que les prescriptions de la veille suffisaient à son égard, s'imagine que cet espèce d'abandon, pendant près d'une journée, était un motif de croire que je considérais sa position comme désespérée. On m'appelle vers huit heures du soir : un tremblement général s'était emparé de tous ses membres, tout en elle annonçait un état de saisissement; je lui demande si elle n'avait pas eu de frayeur; oui, me répondit-elle, j'ai très-peur. Vous m'avez abandonnée, parce qu'il n'y avait plus d'espoir de me sauver. En vain je m'efforce de la rassurer et de la calmer par tous les moyens moraux et pharmaceutiques, tout est inutile; deux heures après, elle avait cessé de vivre.

4e *Cas*. Je puis parler de ce fait avec connaissance de cause, car il me concerne personnellement. Le 12 août, sur le soir, arrive à Corny un infirmier; je lui fais voir tous les malades, et comme je n'avais point vu mon lit depuis le 24 juillet, après avoir recommandé à l'infirmier de m'appeler s'il y avait quelque chose de nouveau, j'allai me coucher entre minuit et une heure. A peine dans mon lit, des étourdissemens, puis des coliques, des vomissemens, des crampes très-violentes, etc., viennent me priver du repos dont j'espérais jouir un moment. Je veux demander du secours; ma voix m'avait abandonné: j'essaie de me lever; mais, ne pouvant plus tenir sur mes jambes, je n'eus que le temps de me rejeter sur mon lit, et, à défaut de tout autre moyen, je m'enveloppai dans une couverture de laine: deux ou trois heures d'horribles souffrances s'étaient écoulées, sans que j'aie éprouvé d'autre inquiétude que celle que m'inspirait la crainte de ne pouvoir plus secourir les autres, lorsque je me représente quel déchirant spectacle ce serait pour mon père (qui reste avec moi), si jamais il venait à me trouver mort à son réveil: à cette pensée, je me sens défaillir, et peut-être en moins d'une heure j'aurais expiré, si, grâce à Dieu, je n'étais parvenu à écarter cette lugubre pensée. Ces faits et beaucoup d'autres qu'il serait trop long de rapporter, ne permettent pas de douter de la funeste influence qu'exerce la peur dans cette terrible maladie, soit comme cause prédisposante et occasionnelle, soit comme cause aggravante dans la diathèse cholérique. Ainsi, nécessité pour les personnes qui entourent les cholériques, d'éloigner d'eux tout ce qui pourrait moralement ou physiquement les effrayer; quelque alarmé que l'on puisse être sur leur position, il faut éviter de le paraître, car ils font attention souvent à tout. Il faut donc les rassurer, et pour cela, leur montrer, autant que possible, un visage sinon riant, au moins calme. Souvent, malgré la répugnance qu'inspirait leur état, lorsque je les voyais comme environnés des terreurs de la mort, je prenais sur moi de les embrasser. Cette marque de confiance, en leur persuadant qu'ils étaient moins en danger qu'ils ne l'étaient en effet, faisait renaître l'espoir dans leur cœur, et produisait quelquefois des effets surprenans.

Une seconde cause occasionnelle du Choléra, est la présence des vers dans l'estomac et les intestins.

Il n'est pas douteux que les vers ne jouent un grand rôle dans les affections cholériques. Plus de cinq huitièmes des malades que j'ai soignés, rendaient des vers par la bouche. J'en ai vu qui en ont expectoré ainsi jusqu'à douze à la fois enlacés les uns dans les autres, et les malades eussent étouffé, si je n'eusse extrait ces vers. En général, tous les individus chez lesquels le Choléra se compliquait de la diathèse vermineuse, éprouvaient plus de douleurs; leur guérison était plus rare et plus difficile. Ces considérations me firent naître la pensée que les vermifuges pourraient être administrés avec quelque avantage; mais l'opinion tout-à-fait contraire de quelques médecins m'empêcha d'y avoir recours. Cependant, dans le courant du mois de février 1833, une femme vint me consulter pour son enfant, âgé de 4 ans. L'état de cet enfant reconnaissait pour cause la présence des vers, et le lendemain je me disposais à lui faire prendre des vermifuges, lorsque la mère accourut me dire que son enfant était à la mort. Je trouvai, en effet, cet enfant dans un état alarmant : des crampes dans tous les membres ; extrémités froides, déjections par haut et par bas, de matières blanchâtres ; cyanose, agitation cholérique, etc. ; en un mot, tous les symptômes du Choléra se manifestaient dans un degré très-intense. Je lui fais prendre du sirop anthelmintique, et au bout de quelques heures, tous les symptômes disparaissent ; deux jours s'étaient à peine écoulés, que l'enfant était parfaitement guéri. Ce fait isolé et accidentel ne peut, à la vérité, constater l'efficacité des vermifuges dans certains cas de Choléra ; mais il permet au moins de croire que ces remèdes pourraient être administrés sans danger : et si des expériences faites par d'habiles médecins venaient à l'appui de ce fait, il serait possible d'en déduire, non-seulement l'utilité, mais même la nécessité dans le cas d'invasion du Choléra, d'employer cette médication à l'égard au moins des personnes dans lesquelles on pourrait raisonnablement soupçonner la présence des vers : ce serait leur éviter de grandes souffrances, et souvent même les soustraire à la mort.

DES MOYENS PRÉSERVATIFS, ET DES PRÉCAUTIONS A EMPLOYER CONTRE LE CHOLÉRA.

On sait que, jusqu'ici, on n'a trouvé aucun spécifique vraiment préservatif, et parmi les précautions même qui ont été recommandées, quelques-unes pourraient être considérées comme inutiles, et d'autres nuisibles. En général, je pense qu'il est inutile et souvent même dangereux, d'user de remèdes d'avance, tels que purgatifs, saignées, tisanes, etc.

Quant aux précautions, elles se réduisent à des moyens purement hygiéniques : d'abord, propreté sur soi, habitation saine et bien aérée, régime frugal, etc., précautions à la vérité dont a semblé se jouer le Choléra, car a on vu des contrées et des habitations très-saines en proie à ce terrible fléau, lors même qu'à côté il épargnait des lieux et des villages infects et marécageux.

Les ceintures de laine tant recommandées, peuvent avoir l'avantage de prédisposer à la transpiration ; mais jusqu'à ce qu'il soit reconnu que dans les lieux placés sous la même influence, dans les mêmes conditions, etc., les personnes qui en ont fait usage ont été plus garanties de la maladie que les autres, il sera toujours permis de douter de l'efficacité de cette précaution, d'ailleurs fort gênante et même dispendieuse pour la classe indigente.

Sobriété. Ici, la maxime suivante reçoit surtout son application :

« Sobre pour le plaisir, le travail et la table,
« Vous aurez l'esprit libre et la santé durable. »

Ce n'est pas que l'on n'ait vu des ivrognes, etc., épargnés ; mais une considération qui doit faire sentir la nécessité de la sobriété, c'est que tout individu (j'en ai vu plus d'une fois la triste expérience), atteint de la maladie dans un état tant soit peu voisin de l'ivresse, ou qui aurait bu, soit de l'eau-de-vie avant l'attaque, soit une quantité même assez modérée de vin après, est perdu presque sans ressource.

Néanmoins, je suis loin de prétendre que la diète soit nécessaire et indispensable pour éviter le Choléra. Il suffit de vivre sobrement, d'éviter tout excès, de s'abstenir d'alimens indigestes, de ne rien changer à ses habitudes, lorsqu'elles ne s'écartent point d'un genre de vie sage et régulier; ce serait tomber d'un excès dans un autre. J'ai vu bien des personnes, habituées à une vie frugale, s'astreindre à des privations extraordinaires, en sorte que l'on aurait pu dire de ces individus :

« En se privant de tout, ils pensent se guérir,
« Et se donnent la mort, par la peur de mourir. »

Le choix des alimens et des boissons, donne lieu aussi à de graves abus. L'opinion qui avait prévalu, que le Choléra ne paraîtrait pas dans les pays où l'on fait un grand usage de thé, formula, pour ainsi dire, toutes les prescriptions; de là, recommandation de ne faire usage que d'alimens échauffans, d'infusions sudorifiques, de thé, de tilleul, de menthe, de fleurs de sureau, etc., et d'éviter tous les alimens rafraîchissans et relâchans, principalement les fruits en général. Je puis dire que jamais je ne partageai cette opinion, et je l'ai toujours combattue par les motifs suivans : le Choléra doit être considéré comme une maladie éminemment nerveuse (le grand sympathique m'a souvent paru affecté), et dans laquelle le sang est échauffé. Or tout aliment et tout remède de l'espèce sus-relatée, pris intérieurement, n'est-il pas incontestablement contre-indiqué dans ces sortes d'affections? Mais il faut éviter, dira-t-on, tout ce qui peut occasionner une diarrhée : comme s'il n'était pas évident que le ténesme, la constipation, suite d'un régime échauffant, se termine presque toujours par une forte diarrhée; d'où je conclus que ce régime doit nécessairement prédisposer au Choléra, au lieu qu'un régime rafraîchissant, exempt de cet inconvénient, ne peut altérer le sang, ni nuire au genre nerveux. Craindrait-on que les fruits, dont l'usage a été généralement défendu, ne soient susceptibles d'occasionner la cholérine? Mais il n'est pas douteux que tous les fruits fondans ne soient au contraire un excellent remède contre cette maladie. A part toute discussion médicale, le fait suivant peut confirmer cette assertion. En 1831, la cholérine sévit d'une manière extraordinaire dans la commune de Corny : presque aucun individu n'en fut exempt; atteint moi-même très-fortement, le soin de mes malades me fit oublier ma position, jusqu'au moment où ne rendant plus, depuis plusieurs jours, que la membrane muqueuse des intestins, je me trouvais sans force et sur le point de voir la gangrène, suite d'une forte irritation, couper le fil de mes jours. Tout remède et l'opium même à forte dose, était devenu inefficace ; je m'avise alors de manger un raisin et je me sens soulagé. J'en ai continué l'usage, et dans peu je me trouvai guéri. Je ne manquai pas alors de prescrire le même remède, et tous les malades qui en font usage s'en trouvent bien. Enfin, huit jours après, on commence la vendange, et plus de deux cents individus encore atteints de la cholérine sont guéris, et la maladie disparaît comme par enchantement. Ainsi, je pense que tous les légumes propres à entretenir la liberté du ventre, les fruits fondans et rafraîchissans, ne sont point nuisibles, et peuvent même être utiles avant qu'on ne soit atteint de la maladie ; mais il faut soigneusement éviter les fruits qui ne sont pas en maturité ou qui contiennent des principes acrimonieux, tout aliment de difficile digestion, et en général tout ce qui peut occasionner des aigreurs sur l'estomac.

SYMPTOMES DU CHOLÉRA.

Quelquefois le Choléra sans aucun symptôme, du moins apparent, s'empare subitement et comme d'emblée d'un individu ; mais plus souvent il s'annonce quelques heures et même quelques jours d'avance : d'abord malaise général, inquiétude, éblouissemens, pesanteur de tête, perte de l'appétit, une certaine prévision ; physionomie particulière, air triste, visage abattu et décomposé ; enfin tout, jusqu'à une je ne sais quelle démarche chancelante et incertaine, décèle dans celui qui ne doit être atteint que dans deux ou trois jours, l'opération invisible de la maladie.

A ces symptômes, en succèdent d'autres plus certains et plus rapprochés : gêne et oppression à la région épigastrique, langue blanche (bords rouges), borborygmes, diarrhée collicative, selles claires, blanches ou ardoisées, nausées avec ou sans vomissemens, quelquefois céphalalgie. Ces symptômes semblent constituer la cholérine, avec cette différence que, dans ces prodrômes du Choléra, la membrane muqueuse des intestins est rarement attaquée, tandis que dans la Cholérine proprement dite, cette membrane se détruit dans peu de jours.

Surviennent enfin, et souvent dans peu d'instans, des symptômes plus graves et plus caractéristiques : évacuations presque continuelles par haut et par bas, de matières claires, vertes, jaunes, blanches et plus souvent grisâtres, quelquefois, mais rarement, floconneuses; rareté ou suppression de l'urine, pouls nul ou filiforme; cyanose partielle ou générale; froid glacial des extrémités, de la face, etc. Les membres des malades, dans la période algide, offrent au toucher la même sensation que l'on éprouve à palper les mains d'une personne morte depuis plusieurs heures; langue froide, blanche et humide, soif inextinguible, concentration de la chaleur qui, semblable à un brasier ardent, dévore les malades; de là, une agitation particulière (agitation cholérique) de la tête, des bras, etc.; les malades ne tiennent plus en place ; ils se plaignent qu'ils étouffent, c'est le seul cri que fait entendre une voix chévrotante, sépulcrale et saccadée (voix cholérique) ; peau ridée, aux pieds et aux mains principalement ; orbites des yeux enfoncées, décomposition et altération des traits du visage, amaigrissement inconcevable, crampes dans tous les membres. — Congestion et fièvre cérébrale,.... adynamie ou prostration des forces, ... sueurs froides et visqueuses, ... trismus, ... tétanos..... Ces derniers symptômes, sans être des signes d'une mort certaine, sont les plus alarmans ; ils ne doivent pas cependant faire désespérer de la guérison des malades : j'en ai vu guérir après avoir été atteints de l'un ou l'autre de ces symptômes (excepté avec fièvre cérébrale).

TRAITEMENT DU CHOLÉRA.

La diversité et la multiplicité des remèdes employés contre le Choléra, prouve qu'il n'est encore aucun traitement reconnu comme spécifique et exclusif. On est réduit à adopter celui dont les résultats, fondés sur la pratique et l'expérience, paraissent les plus avantageux.

Avant de décrire celui que j'ai suivi et dont j'ai reconnu l'avantage, je dois faire observer que le traitement doit être modifié selon l'âge, quelquefois le sexe, l'idiosyncrasie des sujets, les antécédens, la période de la maladie, son intensité et les différentes formes sous lesquelles elle se présente.

Symptômes précurseurs. Comme je remarquai qu'aucun individu affecté de coliques n'échappait au Choléra, je soignais cette affection aussitôt qu'elle existait, quelque légère qu'elle me parût; mais en vain le malade prenait des infusions de thé, de tilleul, de menthe, de mélisse, etc., le mal allait toujours son train, et ces remèdes n'en arrêtaient en aucune manière les progrès. Songeant alors à l'efficacité des opiacés dans la plupart des coliques, je fis prendre par cuillerée, de 1/4 en 1/4 d'heure, de la potion suivante : infusion de tilleul, de menthe, de mélisse, et plus souvent seulement de mélisse, 4 onces; sirop de gomme, de 2 à 3 onces; laudanum, de 16 à 40 gouttes, selon l'âge et le tempérament, etc. Ce moyen m'a toujours réussi. Dans plus de 40 individus qui m'ont averti à temps, j'ai eu la satisfaction de voir la maladie avorter. Il n'est pas nécessaire que le malade garde le lit, il peut même vaquer à ses occupations ordinaires, en faisant usage de cette potion. (1)

Ce moyen est insuffisant et presque toujours impraticable, lorsque la maladie est déclarée. Alors le traitement consiste, 1° à réchauffer le malade; 2° arrêter ou calmer les crampes; 3° rétablir la

---

(1) Dans l'emploi de cette potion, on doit scrupuleusement tenir aux doses, qui doivent être diminuées à l'égard des enfans, et aux intervalles entre chaque dose; car prise à plus fortes doses et à des intervalles plus éloignés, cette potion est loin de conduire au même résultat.

circulation du sang; 4° arrêter la diarrhée; 5° soigner la convalescence.

Réchauffer le malade. La première chose à faire est de placer le malade dans un lit; l'entourer, autant que possible, de flanelle; mettre à chaque côté des genoux, des reins et jusque sous les aisselles, des cruchons remplis d'eau chaude, des vessies pleines de lait ou d'eau, etc., enfin toutes sortes de moyens pour exciter la transpiration; mais il est à remarquer que ce traitement, qui paraît le plus simple, demande les plus grandes précautions. On se figure qu'il faut rappeler subitement la chaleur et la transpiration, et la porter à un très-haut degré; mais qu'arrive-t-il alors? Des syncopes et souvent une suette succèdent au Choléra, et la mort en est le résultat. Lors donc que l'on est parvenu à rappeler la chaleur naturelle et la transpiration, on doit se contenter de l'entretenir, en couvrant suffisamment le malade; et, dans le cas où il faut le changer de linge, avoir grand soin de le remplacer le plus promptement possible, par du linge bien chaud, et éviter en conséquence très-soigneusement le contact de l'air: la plus légère imprudence de ce genre suffit souvent pour occasionner la mort. J'ai vu plusieurs personnes devenir victimes de la complaisance de ceux qui les entouraient. Dans la journée du 5 août, une femme est atteinte du Choléra; le 7, je l'avais vue vers neuf heures du matin; la chaleur et la transpiration étaient rétablies, la cyanose et autres symptômes avaient en partie disparu, et je l'avais quittée avec l'espoir presque certain de la sauver. Je vins la revoir vers 11 heures; mais elle s'était récriée qu'elle étouffait, et on avait écarté le couvre-pieds; alors, à une chaleur naturelle avait succédé une transpiration visqueuse et le froid de la mort; elle vécut encore une heure et demie. Ainsi, les personnes qui gardent les cholériques, en évitant de porter la chaleur et la transpiration à un trop haut degré, doivent être inexorables aux plaintes de ces malades, qui tous se récrient qu'ils brûlent, qu'ils étouffent, etc., tandis qu'ils sont froids comme le marbre. Je me suis vu dans la nécessité de faire lier des malades sur leur lit. Il est vrai que, par suite de la concentration, cette chaleur ou plutôt ce feu que l'on éprouve intérieurement et même dans tous les membres, est ce qu'il y a de plus cruel dans le Choléra, et il faut vraiment une force extraordinaire de caractère, pour ne pas préférer la mort à de si affreuses souffrances. Il est donc presque toujours indispensable que la fermeté des parens et des personnes qui remplissent les fonctions d'infirmiers auprès des cholériques, suppléent à la force qui manque à ces derniers.

Crampes.

Outre le liniment hongrois, etc., que l'on a généralement employé pour arrêter ou calmer les crampes, je me suis servi quelquefois avantageusement de très-fort vinaigre, dans lequel j'avais fait bouillir du fil ou du chanvre écru. Ce moyen, qui ne produit aucun effet sur certains individus, réussit quelquefois sur d'autres qui n'obtiennent aucun soulagement des frictions avec le liniment hongrois. Ainsi, à défaut de ce dernier médicament que l'on n'a pas toujours sous la main, on peut, en attendant, avoir recours au premier. La nécessité de réchauffer le malade et les dangers qui sont la suite de l'impression de l'air, indiquent assez qu'il est extrêmement essentiel de ne point découvrir les membres des malades qu'il s'agit de frictionner.

Moyens dérivatifs et répercussifs.

A cette médication se rapportent la saignée, les sangsues, les bains généraux, les sudorifiques, les pédiluves ou bains de pieds, et les bains de mains, les cataplasmes ou fomentations émollientes, etc., certaines boissons, les synapismes, etc.

Saignée.

La saignée est-elle un moyen efficace ou non? Je l'ignore; elle n'a été pratiquée ni à Corny, ni à Féy, ni dans aucune des communes que j'ai parcourues. Ainsi, je ne peux ni l'admettre ni la condamner; je sais seulement que, dans une commune du département de la Meurthe, sur 33 cholériques il en est mort 31, et tous ou presque tous avaient été saignés. Je crois néanmoins que la saignée pourrait être utile, lors de l'invasion du Choléra, quand il s'annonce par des symptômes de congestion cérébrale, de pléthore, et en un mot, lorsque, abstraction faite de la maladie, la saignée paraîtrait indiquée et nécessaire.

Grands bains.

Les grands bains ont été employés dans une commune que je connais parfaitement, mais sans aucun avantage; d'ailleurs, j'ai toujours été persuadé que la difficulté de réchauffer les cholériques au sortir d'un bain, outre l'expérience des dangers qui peuvent arriver en pareil cas, suffit pour faire rejeter ce moyen curatif.

Sangsues.

L'application des sangsues est quelquefois nécessaire et absolument indispensable et d'autres fois nuisible. Lorsqu'il y a cardialgie et forte oppression, les sangsues doivent être appliquées à la région épigastrique, et ne doivent pas être épargnées, eu égard néanmoins au tempérament, à l'âge et à la force du sujet; mais lorsque l'oppression est légère, ou plutôt lorsqu'elle n'est pas bien forte, leur emploi ne peut que déterminer le sang à se porter vers la région précordiale, et aggraver les symptômes. J'ai vu des cholériques qui entraient en convalescence, et dont j'aurais pu en quelque sorte répondre, devenir victimes de l'application des sangsues. A l'occasion des sangsues, on se borne trop souvent à les prescrire : la plupart des personnes ignorent la manière de les appliquer, d'où il résulte toujours une perte de temps considérable ; en attendant, la maladie marche, et la mort vient terminer les jours du moribond, avant que les sangsues aient pu produire le moindre effet. Ainsi, dans une maladie telle que le Choléra, où il n'y a souvent pas une minute à perdre, est-il indispensable d'employer les moyens les plus expéditifs et les plus convenables à la situation des malades. Je me bornerai à faire connaître un moyen dont je me suis servi avantageusement : ce moyen consiste à faire un cerceau en baleine, en bois ou en fil de fer, etc., d'un diamètre et d'une forme propre à l'espace que vous voulez laisser aux sangsues ; introduisez un linge par un côté du cerceau, il formera, sur le côté opposé, une espèce de panier ou de corbeille, dans laquelle vous placerez vos sangsues ; appliquez-les ainsi, et il suffira, pour les fixer en place, de maintenir les bords du cerceau, sans craindre que les sangsues puissent s'échapper ; ce moyen dispense également de découvrir le malade, chose bien essentielle dans le Choléra. Il arrive quelquefois que les sangsues s'obstinent à ne pas vouloir *prendre* ; il faut alors, après avoir lavé et humecté de nouveau avec du lait, de la crême douce ou de l'eau sucrée, la partie où on veut les appliquer, passer du vinaigre sur une partie voisine, y placer les sangsues pendant l'espace de quelques secondes, les enlever et les appliquer ensuite, et, en moins de quelques minutes, elles seront toutes attachées. Ces observations paraîtront minutieuses sans doute, mais les dangers qu'il y a de tenir le malade exposé à l'impression de l'air et du froid, et la nécessité d'agir promptement, m'ont déterminé à ne pas les négliger.

Pédiluves.

Un moyen précieux et très-efficace, consiste dans l'emploi des pédiluves synapisés. Aussitôt que l'on s'est bien assuré de l'existence du Choléra dans un individu, on doit le faire mettre au lit, et lui faire prendre un bain de pieds, dans lequel on aura mis une livre au moins de moutarde la plus forte possible; et afin d'opérer une dérivation prompte et énergique, le bain doit être porté à un degré de chaleur assez élevé, ce qui exige néanmoins une grande précaution; car s'il arrive, comme on le fait d'ordinaire, que l'on place subitement les pieds du malade dans le bain, l'action du calorique, jointe à la propriété mordicante de la moutarde, lui fait éprouver une sensation extrêmement douloureuse, et suspend l'action du cœur, et, par suite, détermine souvent même des syncopes qui arrêtent la circulation du sang, qui souvent ne peut plus se rétablir, et augmentent le froid des extrémités, c'est-à-dire que par-là on provoque et on aggrave les symptômes qui, dans le Choléra, sont considérés comme les plus alarmans ; enfin, ce procédé ne manque jamais, dans tous les cas, d'exciter une révolution presque toujours fatale. Pour éviter ces inconvéniens, on doit se contenter d'un bain peu étendu, et d'un degré de chaleur très-supportable. On y place les pieds du malade, et au bout d'une minute environ, on soulève les pieds, et on verse dans ce bain de l'eau très-chaude, ce que l'on répète à plusieurs reprises, s'il est nécessaire, et jusqu'à ce que le bain soit suffisamment chaud: on peut ainsi, sans nuire au malade, porter le bain à un degré de chaleur très-élevé. Un autre abus à éviter, est l'usage où l'on est d'ordinaire de faire asseoir le malade sur le bord du lit ou autrement; en effet, dans cette attitude, malgré toutes les précautions que l'on pourrait prendre, les membres du malade ne peuvent que se glacer de plus en plus. Il faut donc laisser le malade bien couvert dans son lit, et l'entourer de flanelles, de cruchons, etc. Il place ses pieds dans un baquet ou autre vase qui doit être peu élevé; l'action du bain, aidée de la vapeur qui s'en échappe, suffit souvent pour rétablir la chaleur naturelle et exciter la transpiration. J'ai vu chez bien des malades ainsi soignés, la cyanose disparaître souvent à vue d'œil.

Comme il est à craindre qu'après une dérivation puissante vers les extrémités inférieures, l'afflux du sang vers la tête n'ait lieu ensuite avec plus d'impétuosité, il est absolument indispensable d'entretenir un dégorgement permanent ou plutôt une dérivation continue vers les extrémités inférieures. Pour atteindre ce but, aussitôt que les pieds du malade sont sortis du bain, on les enveloppe d'un cataplasme de farine de lin, saupoudré d'un huitième environ de moutarde, dont la chaleur doit être entretenue par un cruchon rempli d'eau chaude que l'on pose contre les pieds du malade : un seul pédiluve suffit souvent, mais quelquefois il doit être réitéré plusieurs fois le jour, même à des intervalles assez rapprochés. Quant aux bains de mains, je ne les ai jamais prescrits, je les ai vu cependant employer, mais presque toujours sans succès. Il est toujours à craindre d'ailleurs d'opérer une révulsion des extrémités inférieures vers le cœur; ainsi, je pense qu'ils ne doivent être employés que lorsque, par suite de leur éloignement du siége de la concentration du sang, les pédiluves sont inefficaces. Les synapismes ne s'emploient que dans des cas extraordinaires.

Vomissemens.

On a employé, contre cette affection, la glace, la limonade gazeuse, l'eau fraîche, etc.

Quoique les malades, à raison de la chaleur et de la soif qui les dévorent, désirent la glace avec ardeur, ce moyen cependant n'est pas sans dangers; son usage refroidit quelquefois trop l'estomac, et la réaction étant trop faible, les malades tombent dans un état comateux ou d'adynamie, dans lequel ils succombent, si l'on ne parvient promptement à relever leurs forces, soit au moyen d'une faible dose de vin généreux (cas où il est permis d'y avoir recours), soit par une tasse de thé ou autre tonique. D'autres fois, la glace répercute subitement le sang vers les parties supérieures, détermine une congestion et même une fièvre cérébrale, ou enfin la réaction est trop brusque, état qui réclame l'application des sangsues, et même quelquefois la saignée. En général, la réaction étant d'autant plus favorable, qu'elle n'est ni trop faible ni trop énergique, il faut éviter toute médication qui serait passible de l'un ou l'autre de ces inconvéniens, ce qui doit faire comprendre combien sont nuisibles les remèdes échauffans, tels que les teintures de canelle, etc., le vin chaud, l'alcool, le punch, etc.

N. B. Tant que les vomissemens existent, on doit s'abstenir d'administrer au malade aucune infusion, même l'eau sucrée; on doit s'en tenir à l'usage de l'eau fraîche.

L'emploi de l'eau fraîche, surtout de source, administrée par cuillerée ou demi-cuillerée, à cinq, six ou dix minutes d'intervalle à peu près, est infiniment préférable à l'usage de la limonade gazeuse et de toute autre boisson.

Diarrhée.

Pour arrêter la diarrhée, 1/4 de lavemens d'eau de riz, de décoction de ratanhia, etc.; ils doivent être plutôt froids que chauds; y ajouter, dans les premiers, de 5 à 10 gouttes de laudanum. On ne doit point faire boire d'eau de riz au malade; cette eau entretient souvent la diarrhée, et en surchargeant l'estomac, provoque les vomissemens, qui, ainsi que la diarrhée (contre l'opinion de quelques personnes), doivent être arrêtés le plus promptement possible.

Cataplasmes.

Des cataplasmes de farine de lin laudanisés, ou des flanelles trempées dans une décoction émolliente et appliquées bien chaudes sur toute la région abdominale et épigastrique, peuvent avoir pour résultat de calmer les douleurs, d'opérer une détente qui facilite la réaction, et de provoquer le retour des urines. Des flanelles sèches peuvent être aussi employées comme favorables à la transpiration.

Convalescence.

Une tâche de la dernière importance, eu égard aux rechutes qui sont toujours dangereuses, est de bien diriger la convalescence. On croit souvent avoir atteint ce but, lorsque l'on a prescrit la diète, puis encore la diète, et la diète la plus sévère, la plus rigoureuse; mais si, d'un côté, il est dangereux de surcharger de nourriture l'estomac du malade, une diète trop sévère et trop prolongée, en laissant séjourner dans l'estomac qui se trouve dans un état de vacuité, des gaz délétères, et en débilitant cet organe, a des inconvéniens au moins aussi graves. Il est donc essentiel de faire prendre des alimens au malade le plus tôt possible. Mais c'est ici qu'il faut des soins assidus, des précautions et la plus scrupuleuse surveillance. Peut-être la méthode que j'ai suivie, mais que je ne donne pas néanmoins comme exclusive, pourra-t-elle être de quelque utilité dans la pratique. La voici :

Cinq ou six heures après que les vomissemens et la diarrhée avaient cessé, je fesais prendre au malade une cuillerée ou demi-cuillerée de bouillon gras, bien succulent, mais dégraissé (j'ai remarqué que le bouillon maigre occasionnait des aigreurs et digérait difficilement); je surveillais l'effet de cette légère alimentation, dont les malades se trouvaient presque toujours bien. Deux ou trois heures après, je rendais la même dose, et souvent je la doublais, selon que semblait le permettre l'état du malade. Le lendemain et jours suivans, les doses de bouillon que le malade prenait deux ou trois fois par jour, étaient augmentées graduellement, mais toujours avec circonspection, et en surveillant exactement l'effet des alimens. Ce n'était que le troisième ou quatrième jour, que le malade passait à une alimentation plus substantielle, telle que fécule de pommes de terre, semoule, riz, etc., une cuillerée de bon vin vieux, dont les doses étaient augmentées selon l'âge, les forces, les habitudes et l'état du sujet; en suivant cette marche graduée, il arrive souvent que des cholériques se trouvent en état, dès le troisième ou quatrième jour, de prendre une nourriture solide, telle que viande de poulet ou de veau rôti, etc. On conçoit que, pour peu que les alimens nuisent, on doit en abandonner ou en restreindre momentanément l'usage, et s'abstenir de toute sorte de tisane. On pourrait seulement prendre une demi-tasse d'eau sucrée très-chaude, ou (ce qui est souvent plus avantageux) de l'eau fraîche par cuillerée.

(*Voir les Tableaux ci-contre.*)

PREMIER TABLEAU.

Mortalité comparée avec la différence des symptômes.

La mortalité dans les individus atteints du Choléra, à Corny (*a*), depuis le 19 juin jusqu'au 22 septembre, a varié d'après l'intensité et la différence des symptômes, dans la proportion suivante :

SÉRIES.	DES PRINCIPAUX SYMPTOMES.	MALADES.	MORTS.	DIFFÉRENCE.
1re	Coliques, diarrhée avec ou sans vomissemens, cardialgie, etc.	86 (*b*)	1	
2e	—— crampes, déjections, cyanose, suppression ou rareté des urines, froid des extrémités, absence ou affaiblissement du pouls, en quelques individus prostration, dans presque tous atrophies, etc.	395	33	1 sur 11.
3e	—— les mêmes symptômes avec sueurs froides et visqueuses	7	5	
4e	—— idem avec trismus	2	1	
5e	—— idem avec tétanos	3	1	
6e	—— idem avec délire furieux	1	1	
7e	—— idem avec léthargie pendant une heure et demie	1	»	
8e	—— idem suivis de fièvre cérébrale	1	1	
9e	—— suette	2	»	
		498	43	

(*a*) Je n'ai pas cru devoir établir des tableaux statistiques des cholériques des autres Communes.

(*b*) Dans ce nombre ne sont point compris les malades qui ne furent que faiblement attaqués, ou dont la maladie a cédé à l'usage de la potion indiquée page 18.

DEUXIÈME TABLEAU.

Nombre de morts et de malades considéré par rapport à l'âge.

Le nombre des morts et des malades a varié d'après la différence de l'âge des individus, dans la proportion suivante :

AGE DES INDIVIDUS.	MALADES.	MORTS.	APPROXIMATIVEMENT.
Depuis la naissance jusqu'à 20 ans.	7	2	2 sur 7. — 28 sur 100.
De 20 à 40.	219	9	1 sur 24. — 4 sur 100.
De 40 à 60.	204	14	1 sur 14 à 15. — 7 sur 100
De 60 à 70.	33	4	1 sur 8. — 12 sur 100.
De 70 à 80.	27	8	1 sur 3. — 33 sur 100.
De 80 à 90.	8	6	3 sur 4. — 75 sur 100.
Total.	498	43	de 8 à 9 sur 100.

TROISIÈME TABLEAU.

La maladie et la mortalité a varié d'après la différence de sexe, dans la proportion suivante :

SEXE.	MALADES.	MORTS.
Individus du sexe masculin.	180	13
Idem du sexe féminin.	318	30

QUATRIÈME TABLEAU.

Nécrologie des individus qui ont succombé au Choléra par suite des seuls symptômes ou de causes étrangères.

Nos d'ordre.	DATE DE LA MORT.	NOMS ET PRÉNOMS DES INDIVIDUS.	AGE.	SYMPTOMES. V. le 1er tableau.	CAUSES ÉTRANGÈRES.
			ans.	Nos de la série.	
1	8 août	Françoise Simon.....	81	2	Infirmités de l'âge.
2	14 id.	François Goulon.....	80	2	Idem.
3	21 id.	Barbe Iungmann.....	85	2	Idem.
4	24 id.	Marie Emmelot......	80	2	Idem.
5	17 septembre	Barbe Maury........	83	2	Idem.
6	19 id.	Christophe Lavalle...	80	2	Idem.
7	6 août.	François-Joseph Henry	5	2	Faiblesse de l'âge.
8	23 id.	Louise Gabriel......	4	2	Idem.
9	2 août.	François Couvert....	61	4	*Imprudence.* Étant atteint, cet homme but une certaine dose d'eau-de-vie.
10	7 id.	Françoise-Antoinette Granvoines........	52	3	*Id.* (*V. page* 19, *ligne* 28.)
11	12 id.	Louis Gilbert.......	45	5	*Id.* Atteint pendant la nuit, il sortit en chemise à la porte, et le matin il fut trouvé presque sans vie.
12	13 id.	Catherine Kinne.....	24	2	*Id.* En pleine convalescence, cette personne eut l'imprudence de manger de la galette, de la crême, etc.

Suite du TABLEAU NÉCROLOGIQUE.

Nos d'ordre.	DATE DE LA MORT.	NOMS ET PRÉNOMS DES INDIVIDUS.	AGE	SYMPTÔMES.	CAUSES ÉTRANGÈRES.
			ans.		
13	18 août.	Anne Collin.........	49	2	*Imprudence.* Ne voulut point s'abstenir de manger et de boire du vin.
14	23 id.	Elisabeth Klein.	18	2	*Id.* Atteinte pendant la nuit, elle quitta dans cet état son lit et la maison qu'elle habitait, pour se retirer chez ses parens qui, par la terreur que lui inspira leurs cris, mirent fin à ses jours.
15	28 id.	Joseph Houzelle.	55	5	*Id.* Atteint à une heure du matin, cet individu crut se sauver en s'administrant une bouteille de vin chaud.
16	21 septembre	Anne Bello.	40	2	*Id.* Au lieu d'une cuillerée de bouillon qu'on lui permit, elle crut pouvoir prendre une écuelle de soupe au lard, d'où il résulta une très-forte indigestion qui la conduisit au tombeau.
17	8 août.	Marguerite Pimolle...	32	3	*Peur.* — (Voir les cas relatifs à la peur, rapportés pages 7 et 8.
18	8 id.	Barbe Bello.........	37	3	
19	26 id.	Madeleine Michel. ..	42	2	
20	16 août.	Jean-Mathieu Pierné.	71	2	Alité depuis longtemps.
21	16 id.	François Dudevant...	49	2	Infirme.
22	19 id.	Catherine Georgin...	64	2	Santé très-faible.
23	20 id.	Marie-Anne Maujean..	58	2	Idem.
24	25 id.	Marie Prudhomme...	55	3	Malade depuis 10 ans.
25	25 id.	Catherine Simon.....	70	2	Exténuée par les privations et infirme.

Suite du TABLEAU NÉCROLOGIQUE.

Nos d'ordre.	DATE DE LA MORT.	NOMS ET PRÉNOMS DES INDIVIDUS.	AGE.	SYMPTÔMES.	CAUSES ÉTRANGÈRES.
			ans.		
26	26 août.	Marie Pierrot........	68	2	Paralysée depuis 4 ans.
27	27 août.	Marie-Anne Lhuillier..	48	2	Toujours malade.
28	28 août.	Alexandre Sponcet...	66	2	Accablé d'infirmités.
29	30 août.	Catherine Beker.....	39	2	Femme enceinte.
30	1er septembre	Anne Gaspard......	70	2	Infirme.
31	5 septembre.	Marie François.... .	35	3	Malade depuis deux ans, des suites d'un épanchement laiteux.
32	5 septembre.	Hubert Lhuillier.....	25	2	A refusé tous les secours.
33	7 septembre.	Françoise Larose. ...	58	2	Idem.
34	25 septembre	Françoise Burtin.....	39	2	Personne impotente, mendiante, etc, fut trouvée morte cyanosée dans sa chambre, où elle habitait seule.
35	19 juin.	Marguerite Boda.....	42	8	
36	31 juillet.	Anne-Marie Larose...	76	2	
37	8 août.	Barbe Noël.........	76	1	
38	4 août.	Jean Ruzé...........	38	2	
39	12 août.	Joseph-Vincent Henry.	42	6	
40	15 août.	Nicol. Champigneulles	46	2	
41	16 août.	Catherine Geoffroy...	70	2	
42	19 août.	Marie Barba........	75	2	
43	20 août.	Françoise Goulon....	74	2	

Nota. 1° Comme il eût été trop long de spécifier et d'énumérer dans ce dernier tableau, pour chaque individu décédé, tous les symptômes qui précédèrent sa mort, je me suis contenté de placer des numéros dans la 5e colonne, et de renvoyer par ce moyen aux numéros correspondans du premier tableau, et indiquant dans quelle série ou catégorie s'est trouvé l'individu décédé.

2° On a pu remarquer dans le second tableau, que sur 219 malades de l'âge de 20 à 40 ans, 9 seulement avaient succombé, ce qui établit une proportion d'environ 4 sur 100; mais il suffira de jeter les yeux sur le dernier tableau, pour se convaincre que sans des causes étrangères au choléra, cette proportion n'eut peut-être pas été de 2 sur 100. En effet, dans ces 9 individus le choléra se compliqua de causes étrangères, sans lesquelles 6 au moins auraient été sauvés. (Voir dans le dernier tableau les n°s 12, 14, 16, 17, 18, 29, 31, 32, 34.)

J'ai cru ces observations, ainsi que les tableaux ci-dessus, d'autant plus utiles, qu'il est nécessaire de démontrer combien est fausse et dangereuse l'opinion de certaines personnes qui soutiennent gravement et opiniâtrément que le traitement n'entre pour rien dans la guérison des cholériques, et en outre rien ne m'a paru plus propre à détruire et à écarter cette terreur qui précède et accompagne l'invasion du choléra; et à l'égard de cette terreur, dont l'influence ne peut être contestée, qu'il me soit permis de le dire en terminant, le moyen le plus efficace pour y être le moins accessible qu'il soit possible, et secourir courageusement ses semblables, est d'avoir pour soi le témoignage d'une conscience pure, et d'être en état, à tout événement, de pouvoir paraître devant le tribunal du souverain Juge. On craint peu la mort, quand on n'a rien à redouter de ses suites, et qu'on peut la considérer comme le terme de notre exil sur la terre, et l'instant de notre entrée dans la céleste patrie!

ETIENNE,

Curé de Corny.

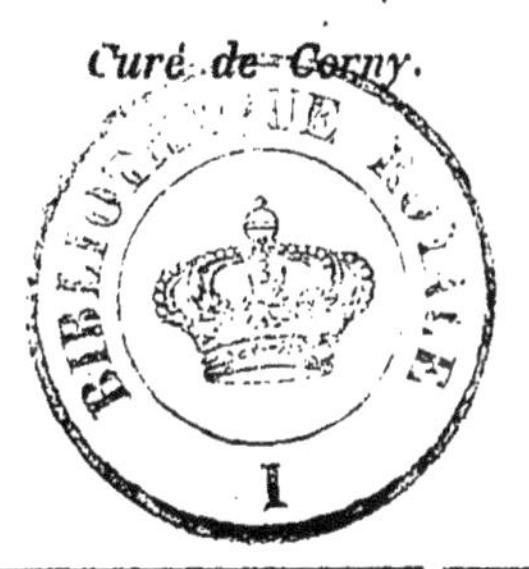

Metz, Imprimerie de Ch. DOSQUET.

www.ingramcontent.com/pod-product-compliance
Ingram Content Group UK Ltd.
Pitfield, Milton Keynes, MK11 3LW, UK
UKHW020505230726
13925UKWH00005B/2097

9 782013 543576